AF290552

Quema Grasa – Llega a tu peso ideal

Deshazte del exceso de grasa y obtén el cuerpo de tus sueños

Jamie Wolf

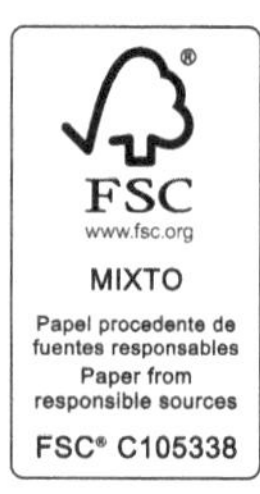

© Jamie Wolf, 2020 – 2nd Edition

Impreso y editado por Books on Demand GmbH
info@bod.com.es - www.bod.com.es
Impreso en Alemania – Printed in Germany

ISBN: 978-8-4132-6759-3

Inhaltsverzeichnis

Prefacio

¿Cansado de ocultar su exceso de grasa bajo capas de ropa? No eres el único. Alrededor del 33% de los adultos estadounidenses tienen sobrepeso. Esta es la oportunidad ideal para cambiar su cuerpo delicado fuera de forma condicionado el físico, atractivo que siempre había querido. Haz caso omiso de las dietas yo-yo y simple promesa de reducción de peso que abandonar a sentir como una decepción grasa. Es concebible tener una pendiente, la actividad cesar cuerpo casi no se puede esperar para hacer alarde. Usted ha descubierto que la grasa reduciendo ideas maestras de televisión no quieren que pienses. Prepárese para descartar sus prendas de grasa para siempre.

Es esencial saber cómo se mantiene la grasa en el cuerpo, por lo que tiene una comprensión de cómo hacer que el cuerpo pierda. Su cuerpo necesita alimento para obtener la vitalidad necesaria para llevar a cabo y alimentar a sus células. Las calorías en la alimentación tienen la vitalidad normalmente se conoce como calorías. Cuantas más calorías que el alimento contiene, más combustible que el cuerpo puede obtener de ella. Para utilizar la vitalidad de los alimentos ', su cuerpo debe procesar primero el alimento. El procedimiento de asimilación hace que el cuerpo arder cierta vitalidad de edad para obtener la nueva vitalidad de los alimentos. Cuanto más encuentran dificultades en el procesamiento del alimento, más vitalidad / calorías se queman.

El combustible del cuerpo se clasifica como proteínas, carbohidratos o grasas. Este combustible es compatible con el cuerpo y mantiene el buen funcionamiento del cuerpo. Las calorías son de sobra en el largo plazo guardado en las células grasas. Su cuerpo utiliza una parte del combustible nutriciones para la nutrición. El combustible es la abundancia en el largo plazo guardado como grasa en las células grasas de su cuerpo, alrededor de los riñones y el hígado.

Las células de grasa se guardan periódicamente en el pecho, las caderas y la zona de la cintura. A medida que las células aumentan de tamaño, su cuerpo obtiene una mirada cruda. El cuerpo tiene un número predeterminado de células de grasa, y sólo hay tanta grasa que estas células pueden ahorrar. Una vez que se alcanza el límite, se inicia grasas se acumulen en el revestimiento de los músculos de los brazos y los muslos, lo que hace poco atractivo, de forma extremidades.

Secreto #1:
COMA ALIMENTOS QUE REDUZCAN LA GRASA

Todas las sustancias nutritivas pueden llevar a la creación de grasa, sin embargo, ciertos alimentos realmente arden grasa. Algunos alimentos tienen minerales o vitaminas que elevan sistema de digestión y andan como terminadores de grasa virtuales. Hay nutriciones calorías negativas con bajas calorías que reducen las calorías adicionales en medio de procesamiento. Diferentes sustancias nutritivas, incluso se consumen en pequeñas cantidades, transmiten una sensación de totalidad con casi nada de calorías. La adhesión a los alimentos enteros derecho definitivamente disminuir el perfil de grasa de su cuerpo.

Por el consumo de estos nutrimentos reducción en el tiempo perfecto de grasa, en la suma correcta, el perfil de la grasa corporal comienza a disminuir. Incluir alimentos que reducen la probabilidad de que el almacenamiento de grasa en su cuerpo para obtener ayuda adicional. Éste es un resumen de nutriciones ordinarias que doble como reductores de grasa secretos.

Las aves de corral, por ejemplo, el pollo tiene recursos únicos que amplían la tasa metabólica del cuerpo, ayudando a derretir la grasa adicional de distancia. El pollo es baja en grasas y almidones con un perfil de proteína decente. Las proteínas requieren una tonelada de vitalidad al proceso y más vitalidad de las proteínas para ser almacenados como grasa. Asimismo, es una fuente increíble de hierro, zinc, y niacina. Para obtener los mejores resultados, expulsar a la piel de las aves antes de comer para mantener la grasa abundancia.

El salmón y el pescado son buenas fuentes de proteína que proporciona el cuerpo con grasas sólidas a partir de ácidos grasos omega-3 y omega-6 grasas no saturadas. Tanto los peces sustanciales, sin dejar de cumplir, son también bajos en calorías y grasa natural saludable. Comer salmón enfáticamente impactos leptina, la hormona responsable de la reducción y ahorro de calorías. Los altos niveles de leptina hacen que el cuerpo de grasa de valores. El salmón y la disminución de la leptina peces, dando a su sistema de digestión de la ayuda que necesita para arder calorías.

Lo mismo sucede con diferentes proteínas, las investigaciones han demostrado el efecto térmico de la proteína es la mayor parte de todos los macronutrientes. La proteína requiere alrededor de 30% de sus calorías de la asimilación y procesamiento. proteínas de inclinación del mismo modo sofocar la deliciosura disminución de la propensión a la garganta. A pesar del hecho de que el ave de corral tiene un perfil bajo en grasa, inclinarse carnes rojas, por ejemplo, la tapa redonda, solomillo de inclinación, de caza, y otras carnes blancas tienen un lugar en una dieta de grasa humeante

Frutas Cítricas

Cítricos sube por el sistema de digestión, mientras que el suministro de una medida importante de la vitamina C, un compuesto utilizado como parte del procedimiento de la quema de grasa. Los cítricos se posicionan como las mejores nutriciones humeantes de grasa se puede comer. Naranjas, pomelos, manzanas y tomates incluso ofrecen estas cualidades la reducción de grasa. Con la amplia variedad, mezcla algunas variedades de diferentes sabores y gustos. Los cítricos pierden de forma viable de grasa alrededor de las caderas y la cintura.

Manzanas

Una manzana al día ayuda a mantener la grasa. Las manzanas contienen una sustancia llamada pectina que contiene las células de absorber la grasa y ayuda a la ingestión de agua de los alimentos. Lo cual también empuja las reservas de grasa del cuerpo. Los refuerzos de células en las manzanas del mismo modo podrían disminuir la grasa del vientre sobreabundancia de un trastorno metabólico. Las manzanas tienen una gran cantidad de fibra de disolvente que ayuda a controlar el hambre tormento.

Fresas, arándanos, frambuesas, moras, frutas - tomar su selección. Las frutas, en general, son ricas en vitaminas y minerales. Son minuto en calorías y alto contenido de agua en contraste con los alimentos refinados. fenomenales fuentes de fibra, bayas ayudan al sistema de digestión, el alimento procesado, y las grasas. En realidad dulce y sabroso, un puñado de bayas lo hará sentir más completo y eliminar con el anhelo de los vidrios de azúcar mejorados artificialmente, calorías huecas.

Avena

Una gran parte del perfil de la avena caloría es la fibra soluble. controles de fibra de disolvente a la glucosa y ayuda a sentirse más lleno. Cereal reduce adicionalmente el peligro de la enfermedad coronaria y reducir el colesterol. Recoger la avena anticuado o acero cortadas y comer con frutas frescas. Hacer un punto para defender sus tamaños de porción en medio de las etapas de la dieta con precisión.

La mayoría de las verduras (aparte de las papas, ñame y la batata) mantienen bajas calorías, sin embargo, contienen vitaminas esenciales y minerales que mejoran el sistema digestivo del cuerpo. Verduras, por ejemplo, espinacas, brócoli, repollo, zanahorias, alcachofas y no contienen grasa y bajos niveles de almidón. De hecho, ayudan en la grasa ardiente ya que su cuerpo utiliza un mayor número de calorías para procesar los vegetales de los que crean. Las calorías adicionales que se espera para procesar el alimento se toman de las reservas de grasa corporal. Por ejemplo, una porción de las coles de Bruselas tiene 50 calorías, sin embargo, el cuerpo necesita 75 calorías al proceso. Eso es 25 calorías de la grasa corporal reducida sólo para comer su Bruselas crece.

Frijoles

Frijoles no son sólo lleno de minerales; que son igualmente bajos en calorías y rica en aminoácidos. Los aminoácidos de lentejas disminuyen la grasa corporal y ayuda en la construcción de los músculos y mantener la glucosa estable. Del mismo modo, son fantásticas fuentes de fibra dietética manteniendo satisfecho por más tiempo, disminuyendo la inclinación a la garganta.

Huevos

Huevos, un destacado entre los alimentos más suplementos, son un súper alimento natural. Sus grandes cantidades de proteínas aceleran el sistema de digestión y ayudan a reducir la grasa. Los huevos son sin duda uno de los mejores de grasa reduciendo nutriciones. Entre otras sustancias nutritivas proteínas, los huevos tienen la mezcla más abundante de aminoácidos vitales. A pesar de tener bajas calorías, que están llenas de vitamina D, vitamina B12, colina, y el selenio. Se ha demostrado huevos no se suman al colesterol terribles, pero mejora el colesterol bueno necesaria para un cuerpo sano. Los huevos tienen cada uno de los nutrientes urgente para la buena salud.

Almendras y nueces

Almendras y las nueces son una fuente increíble de grasas saludables necesarios para el buen funcionamiento de la estructura celular del cuerpo. Sólo una onza de almendras tiene un 12% de la remuneración de proteína todos los días y contiene calcio y ácido fólico corrosivo. Además, el tipo de la vitamina E en las nueces es particularmente útil. Un puñado de nueces es un aperitivo divino, crujiente para satisfacer sus tormentos del hambre.

Piñones

Según los científicos, los piñones contienen una plenitud de grasas insaturadas saludables. Estas grasas no saturadas ayudas eliminan la acumulación de grasa en los abdominales. piñones asimismo construir hormonas nivel de saciedad al lado de las ventajas de la reducción de grasa.

SECRETO #2: AÑADIR MOTIVADORES DE GRASA A TU DIETA

Comer el alimento derecho golpeará su sistema de digestión en gran aparato y ayudar a reducir la grasa no deseada. grasa conjunta humeante nutriciones con estos patrocinadores de grasa para empujar a su sistema digestivo a toda marcha.

Mostaza

semillas de mostaza menores son nutritivos, incluyendo el aminoácido triptófano, ácidos grasos omega 3 grasas no saturadas, selenio, fósforo, manganeso, magnesio, calcio, hierro, niacina y zinc. Incluso tienen un toque de proteína y fibra. Los surtidos asiáticos y mexicanos ardientes acelerar brevemente el sistema de digestión como soporte la pérdida de grasa efedrina.

Cebollas

Las cebollas son fragantes, sabrosa y baja en calorías. En cualquier caso, las cebollas pueden ayudar también en la reducción de peso. Son una fuente de un nutriente llamado cromo. El cromo se dice para aumentar la insulina y mantener la glucosa estable. A lo largo de estas líneas, las cebollas se detienen los accidentes de glucosa y la posterior instancia de los tentempiés.

Cocos apoyan la vitalidad del cuerpo. No es como la margarina o manteca, aceite de coco está lleno de grasas no saturadas de cadena media utilizados como un suministro rápido de combustible. Utilice el aceite de coco en su cocina para acelerar sistema de digestión, mejorar funcionamiento de la tiroides y abrir la grasa ardiente.

Chiles

Los productos químicos que le dan los chiles su entusiasmo acelera de forma segura el ritmo cardíaco. Unos pocos individuos pueden reducir hasta 1.000 calorías más consistente de comer pimientos. nutriciones picantes como chiles y pimientos desencadenan su cuerpo a arder la grasa. Por su sabor y propiedades humeantes de grasa, pimientos picantes son uno de los mejores alimentos de la dieta.

Té Verde

El té verde disminuye por completo la grasa total en los rangos de la cintura y de la piel. El té verde tiene las catequizas, se manifestaron a aumentar su tasa metabólica en reposo. Eso implica que continúe ardiendo grasa más tiempo, transformando el cuerpo en una grasa todo aceitado reducción de la máquina. Es, además, se ha demostrado, las catequizas se conectan con la cafeína en el té verde. Un sustituto para el expreso impecable, el té verde es rico en agentes preventivos lo que es una característica vigorice.

SECRETO #3
INCREMENTA LA INGESTA DE AGUA

Beber más agua ofrece el cuerpo un poco de ayuda con la reducción de las reservas de grasa. Los riñones no funcionan correctamente sin suficiente consumo de agua. Si no funcionan apropiadamente, una parte de la pila se descarta para el hígado. En el caso de que el hígado está haciendo el trabajo riñones, no puede concentrarse en su trabajo fundamental de la metabolización de la grasa. Más grasa permanecerá en las paradas corporal y la grasa reduciendo. Así que beber la cantidad apropiada de agua mejora la digestión y el sistema mantiene su grasa reduciendo al límite cabal. El agua, además, elimina las toxinas y mejora la capacidad del cuerpo para mantenerse sonido.

CONSTRUYE MÚSCULOS

El sistema Muscular mantiene la digestión sistema dinámico y humeantes calorías. La adición del músculo aumenta su grasa corporal relaciones de composición de relación. Los músculos son un tejido dinámico que restaura constantemente por lo general necesita calorías. Mientras el típico cardio pierde la grasa justo en medio de la actividad, la preparación muscular peso ensambla garantizando la grasa corporal sigue reduciendo a lo largo del día. La principal fuente de vitalidad para los músculos es la grasa. Por lo tanto, a pesar de al desenrollar o en reposo, se mantiene en humeantes calorías. Cuanto más grueso en su borde el resultado más beneficioso en su sistema de digestión. Para evitar que su sistema de digestión lenta de conseguir y embalaje en grasa, es imperativo hacer actividades seguras para fabricar peso muscular.

CONCLUSIÓN

Actualmente usted tiene los secretos para un cuerpo condicionado preciosa en la palma de sus manos. Lo principal que dificulta una constitución física atractiva inclinación es usted. Recibe estos conocimientos para reducir la grasa en su forma de vida y obtendrá resultados en cuestión de semanas. La disposición de una dieta adecuada demostrará a sus metodologías adecuadas para unirse a la reducción de grasa alimentos para mantener su cuerpo derritiendo la grasa. Hay un sinfín de deliciosas recetas para hacer que el cambio sea sencillo. Incluir una elevación de la administración de ejercicio de peso y va a dar forma a su cuerpo en un objeto de deseo. Trate de no dejar que pase más de un día. El nuevo que se prepara para salir.